Simon-Sicard.

Simon-Sicard.
le 18
24

UNE· IDÉE

SUR

LA GOUTTE

LA

PHTHISIE PULMONAIRE

LES DERMATOSES

ET LES AFFECTIONS CALCULEUSES

AU POINT DE VUE CHIMIQUE

PAR

M. DE SAINT-SIMON-SICARD

Médecin-Chimiste

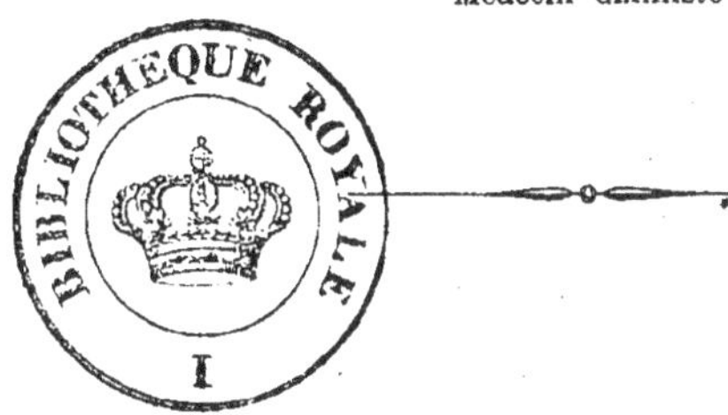

PARIS

IMPRIMERIE DE A. HENRY

Rue Gît-le-Cœur, 8

—

1845

1844

Le difficile est de se résumer , de résister à ce besoin d'exprimer sa pensée quand l'on a tant à dire.
Jamais il ne fut peut-être mieux senti que par moi ,
qui me trouve en ce moment dans l'alternative ou
de me taire , au risque même d'être entaché d'un
peu de charlatanisme , ou de faire perdre infailliblement à mes écrits à venir tout l'intérêt qu'ils
pourraient présenter. Qu'auraient-ils , en effet , à
offrir de nouveau ? Réclamer l'indulgence de ceux
qui voudront bien me lire, est la seule branche de
salut qui me reste. Peut-être serai-je assez heureux
pour les dédommager plus tard de mon silence. Qu'ils
me soient donc assez favorables pour ne pas me ju-
ger sur ces quelques feuilles arrachées à ma main
par un coup de vent que je n'ai pu maîtriser , par
une de ces circonstances impérieuses qui font ou
ruinent au contraire tout l'avenir d'un homme , et
attendre , avec cette indulgence qui accompagne toujours le véritable mérite , le jour où , plus heureux,
je pourrai leur offrir quelque chose plus digne , je
l'espère , et d'eux et de moi.

UNE IDÉE

SUR

LA GOUTTE,

LA PHTHISIE PULMONAIRE, ETC.

On sera justement étonné de trouver, non‑seulement réunies dans un même cadre, mais traitées presque par les mêmes moyens, à la différence près des exigences du siège, des maladies en apparence si peu analogues. Et quel rapport semble-t-il en effet exister, non-seulement pour les gens du monde, mais encore pour la plupart des hommes de l'art, entre la goutte et la phthisie pulmonaire, entre les dermatoses et les affections calculeuses : la première et la dernière de ces maladies ont au moins cela de commun et d'apparent, qu'il se trouve dans les deux cas des concrétions salines connues sous les noms de graviers et de calculs dans l'une, et dans l'autre sous celui de tophus ou de nodus goutteux.

Bien que le siège de ces dépôts salins diffère essentiellement, leur composition chimique est à peu de chose près la même, la perméabilité des tissus étant dans l'un et l'autre cas assez grande pour laisser passer, avec les liquides nutritifs, et en même temps que l'albumine et autres corps gras épaissis, des sels précipités ou en dissolution trop concentrée pour pouvoir être reportés avec ces mêmes liquides, par les vaisseaux absorbants, dans le torrent de la circulation. Quelles circonstances peuvent influer sur leur précipitation, tantôt vers le système cutané, tantôt sur l'organe vésical, et quelquefois sur les deux à la fois? C'est ce que nous croyons pouvoir expliquer avec la plus grande facilité et sans craindre d'émettre une opinion hasardée.

Ces organes sont, comme on le sait, deux des grands excréteurs de l'économie. La nature choisit l'un ou l'autre comme moyen de décharge selon qu'il y a prédominance de la part de l'un d'eux, que l'appareil urinaire se trouve surexcité par une cause quelconque, prédisposante ou déterminante, et c'est sur cette voie que se portera infailliblement l'excédant des sucs épaissis, tandis qu'il seront appelés vers l'organe cutané si la surexcitation se trouve au contraire de ce côté-là. Dans cette dernière hypothèse, une autre question se présente naturellement, celle de savoir pourquoi la précipitation se fait entre telle ou telle autre couche de tissus, tantôt plus superficielle ou tantôt plus profonde. La réponse expliquera aussi la différence qui existe entre la goutte et le rhumatisme, que je regarde absolument comme une goutte superficielle. Les sucs pénétreront d'autant plus facilement les diverses couches, qu'ils seront moins chargés de sels, et que les corps gras seront plus fluides. Dans le cas contraire, ces corps, arrêtés par les lames aponévrotiques, descendront verticalement, entraînés par leur propre poids, vers les parties déclives, et séjourneront dans les tissus profonds ; mais que leur épaississement soit moins considérable, et on les verra à mesure se déposer plus superficiellement. Or, ces liquides sont d'autant plus fluides qu'il y a moins de sels précipités, moins d'acide coagulant de l'albumine, et une plus grande quantité d'eau ; de là deux espèces de goutte bien caractérisées, et devant entraîner par suite une modification dans le traitement.

Ce serait ici le moment de décrire les diverses couches de tissus qui composent, anatomiquement parlant, les parties où siège d'ordinaire cette cruelle maladie. Mais ce serait faire du remplissage en pure perte, mon but n'étant nullement de faire ici, pas plus qu'ailleurs, preuve de connaissances anatomiques. Je me bornerai donc à dire que la goutte peut être produite soit par excès soit par défaut d'acide, ou plutôt par la coagulation de l'albumine et au-

tres substances grasses contenues dans le sang, par la précipitation des sels , et enfin par la diminution du dissolvant
essentiel de ces diverses parties ; je veux parler de l'eau.

Le principal générateur des acides dans l'économie, c'est
sans contredit l'estomac. Il en sécrète d'autant plus qu'il
se trouve plus excité ; de là aussi la plus grande fréquence
de cette affection chez les personnes livrées aux excès de la
table. Ces acides, portés dans le torrent de la circulation, ont
pour effet immédiat, tout comme les substances alcooliques,
de coaguler certaines partie sanguines, de les rendre plus
pesantes, et de les précipiter, vu leur plus grande densité,
vers les parties déclives : au début de cette maladie, les vaisseaux absorbants ont conservé assez de puissance pour ra-
mener, au bout de quelques jours, ces mêmes substances
dans le cercle circulatoire. Mais à mesure que les attaques
deviennent plus fréquentes, les vaisseaux perdent de leur
ressort, les parties les plus épaisses ne peuvent être entraî-
nées, et le peu de liquide qui s'y trouve mêlé peut seul être
résorbé. De là l'incrustation des tissus articulaires et des
articulations elles-mêmes ; de là aussi ces dépôts noueux
connus sous le nom de tophus. Ceux-ci sont néanmoins
plus souvent produits par le défaut d'acides. On sait que
ces derniers sont assez nombreux dans l'économie ; qu'il y
a de l'acide chlorhydrique (et c'est celui qui coagule particulièrement l'albumine), des acides acétique, lactique
et surtout oxalique, carbonique et phosphorique, qui sont le
plus souvent le principe constituant des diverses concrétions chez l'homme. Ces trois derniers forment, comme on
le sait, des sels d'autant plus solubles qu'ils sont avec excès
d'acide et avec une plus grande quantité d'eau. Mais que
l'un et l'autre viennent à diminuer, et dès lors il y aura précipitation de sels insolubles en même temps et d'albumine, car
ce liquide en tient beaucoup en dissolution.

C'est aussi sur cette propriété dissolvante que le traitement par des boissons abondantes a obtenu des succès, mais
au début de la maladie seulement, et alors que les douleurs
ne sont produites que par de l'albumine précipitée.

Quant aux concrétions pierreuses, elles ne sont que peu
ou point attaquées par ce liquide. L'excès d'acide est la

seule chose qui les tient en dissolution, et cette circonstance semblerait, dès lors, indiquer le mode de traitement le plus convenable. Je me tairai toutefois là-dessus, ne voulant imposer à personne une marche dans laquelle on pourrait errer peut-être, non pas tant faute de connaissances médicales, que pour ne pas avoir fait une étude assez approfondie des sciences physiques et chimiques, et surtout des rapports absolus qui les lient avec les affections dont je traite. Ce dernier mot paraîtra hasardé, sans doute ; car à peine si je donne un léger aperçu de ma manière de voir sur ce sujet. Mais le développement de chacune de ces parties demanderait des volumes, et je ne puis ni ne veux m'astreindre encore à leurs exigences.

Que n'y aurait-il pas seulement à dire sur cette calamiteuse opération des voies urinaires dans la formation des graviers et calculs vésicaux, sur les causes, sur les modes d'action, sur la prédominance de tel ou tel sel dans leur composition, et sur la nature des corps gluants qui lient ensemble leurs parties, sur les considérations chimiques qui doivent rendre leur dissolution infaillible ; enfin, sur les réactifs les plus convenables pour dissoudre à la fois, et de la manière la plus efficace, les corps gras coagulés et les principes salins ?

Quelques mots, sur ce dernier point surtout, paraîtront d'autant plus indispensables que jusqu'ici, nul, à l'exception d'un homme dont on ne sut point apprécier l'ingénieuse découverte, qui mourut, on peut le dire, inconnu et dont je parlerai plus tard (le docteur Navié), nul, dis-je, n'osa porter une médication directe dans l'organe affecté, et cependant l'on eût pu voir, avec un peu plus d'attention, combien il était facile de joindre l'action des dissolvants directs à la médication interne. D'une application on ne peut plus facile, ils devaient laisser peu d'appréhension pour la membrane vésicale qui, continuellement en rapport avec les acides et les sels âcres de l'urine, avait moins que tout autre organe à redouter l'action, fortement affaiblie toutefois, des réactifs chimiques. Quelle est la nature de ces réactifs ? Je dois le taire, je le répète, non pas tant pour en faire un secret, et par suite une branche d'exploitation, que pour ne pas compromettre, en même temps que ma réputation, la sûreté des malades. Si ce genre de traitement ne devait être employé que par des mains habiles, par des hommes qui, toujours et sciemment à l'œuvre, ont gagné avec éclat leurs éperons sur le champ de bataille, je n'hésiterais pas un instant à lui donner toute la publicité qu'il mérite. Mais en même temps que ceux-ci en apprécieraient et feraient valoir tous les avantages, il deviendrait aussi la proie de ces hommes qui, d'autant plus hardis qu'ils sont plus ignorants, iraient l'appliquer n'importe où et comment, et compromettre peut-être ainsi une médication qui, bien qu'excellente, n'est pas plus que les autres, sans doute, applicable dans tous les cas.

Mon silence, pour le moment, fera peut-être défaut aux personnes qui, attaquées de ce mal cruel, n'ont eu jusqu'ici en perspective que le choix entre deux opérations qui, pour ne pas avoir l'une et l'autre des résultats aussi graves, ne laissent pas que d'avoir chacune leur danger. Mais elles trouveront, ces personnes-là, un dédommagement à mon silence qui n'est que momentané, dans l'efficacité d'un traitement aussi simple et aussi facile qu'il est inoffensif; d'un traitement qui, dirigé avec la plus vive sollicitude, et j'ose dire avec une parfaite connaissance de cause, aura bientôt fait justice de leur affection.

J'en dirai tout autant aux malheureux atteints de ces masques hideux qui, sous la dénomination de lèpres (-aujourd'hui dermatoses), couvrent telle ou telle partie et quelquefois toute la superficie de leur individu, et les rendent un objet de dégoût pour tout ce qui les entoure. Quel besoin auraient-ils de connaître aujourd'hui les causes qui rendent ces maladies plus fréquentes dans les climats où la peau fonctionne peu comme en Angleterre, et dans ceux où elle fonctionne le plus, en Afrique et en Amérique, par exemple? Quelles sont les causes intérieures qui se lient à l'influence des climats? Pourquoi sont-elles tuberculeuses ou pas? Pourquoi, enfin, elles affectent une forme de préférence à une autre? Peu doit leur importer, dis-je, s'ils peuvent trouver dans mes modes de traitement un remède efficace contre leur maladie. Je dirai seulement en passant que ce sont ces mêmes acides qui, ne trouvant pas une quantité suffisante de bases pour les neutraliser et passer ainsi par le tube intestinal, se portent vers la peau et forment ces affections cutanées aussi différentes dans leurs effets que dans leur aspect : tuberculeuses ou non, humides ou sèches, selon la nature de l'acide qui les produit, selon qu'il est chlorhydrique ou acétique, selon qu'il a enfin la propriété de coaguler ou de dissoudre les corps gras, et qu'il est plus ou moins chargé d'eau.

Cette dernière circonstance s'applique surtout à ces affections sèches, furfuracées, comme le psoriase, etc. Ici, l'acide acétique arrive à la peau presque dépouillé d'eau; il l'irrite, la corrode, bien que légèrement, et, par son évaporation rapide, laisse l'épiderme divisé et complètement desséché. Il ne faut pas néanmoins se persuader que l'immense quantité de substance furfuracée qui provient des plaques appartienne entièrement à l'épiderme. Ce n'est en grande partie que de l'albumine qui, tenue en dissolution par l'acide acétique, se porte en même temps vers la peau, et qui, ne pouvant s'évaporer avec lui, reste desséchée sur le derme, se fendille et tombe. L'épiderme n'est du reste que cette même albumine qui, en dissolution dans une certaine quantité d'eau et d'acide assez étendu, se porte avec eux vers la peau pour servir de coussinet et d'abri aux houpes nerveuses du derme, et y reste toujours flexible et douce, continuellement humectée par ces mêmes liquides dont l'évaporation ne se fait qu'à mesure qu'ils sont remplacés. Quant aux affections tuberculeuses, elles prennent leur source dans l'afflux vers la peau d'acides bien plus énergiques et d'albumine coagulée et qui est forcée de séjourner et de s'agglomérer dans les petits vaisseaux sous-cutanés, arrêtée qu'elle est par la densité du derme à travers lequel elle ne peut pénétrer, tout comme elle s'agglomère, ainsi que je le dirai plus tard, dans les vaisseaux déliés du poumon, pour former les tubercules pulmonaires. On verra bien vite alors les rapports qui existent entre les affections dont je parle dans ce petit écrit. J'aurais pu y joindre encore peut-être une maladie affreuse dans ses effets, et qui attaque en général le système glanduleux; je veux parler du cancer.

Mais il faudrait un cadre autrement étendu que celui que je me suis imposé, pour entrer dans tous les détails qu'exigerait un tel sujet. Toutes ces questions seront largement et clairement traitées dans un ouvrage d'assez longue haleine, que je me propose de publier sous peu, et dans lequel je montrerai, de la manière la plus évidente, tout ce qu'il y a de rapports entre une infinité de maladies, et principalement entre celles que je mentionne ici. L'on y verra, non sans quelque surprise, les causes réelles d'un mal cruel qui, pour ne pas être dans notre vieille Europe, ne laisse pas que de nous frapper souvent par la mort de quelque parent ou ami voyageur : cette fatale fièvre jaune, si mal comprise, si mal traitée, et par suite si meurtrière ! Et cependant le moyen est si simple et tant à la portée des malades et du médecin ! Car la nature a toujours placé le remède à côté du mal, pour se conformer sans doute à cette règle générale, que les électricités de nom contraire se rapprochent pour se confondre et se neutraliser.

Qu'il me soit permis de rentrer vite dans la question, et de ne point oublier mon but principal, celui de parler des rapports qui existent entre les quatre maladies précitées et auxquelles je devrais ajouter naturellement le cancer. Certain auteur regarde en effet, et avec raison, les tubercules pulmonaires comme une espèce de cancer qui n'a de différence que celle réclamée par la texture différente des organes. Il n'aurait manqué à l'auteur dont je parle, que d'appuyer cette opinion par des raisonnements purement chimiques, et sa théorie si rationnelle n'eût pas manqué de faire fortune. J'essaierai de remplir plus tard cette lacune et d'en consigner les détails, qui ne trouveront pas, je l'espère, de contradicteur, du moins de bonne foi, dans l'ouvrage susmentionné. Il y sera aussi longuement parlé des phénomènes physiologiques qui président à la respiration ; je veux parler des phénomènes chimiques sur lesquels l'on n'a eu jusqu'ici que des données, non-seulement fort vagues, mais sur lesquelles même les meilleurs auteurs n'ont jamais pu s'entendre. L'on y trouvera, comme je l'ai déjà dit, clairement expliquée, et surtout bien démontrée, cette cause si occulte de la sanguification dans l'organe pulmonaire ; cette transforma-

tion si surprenante, et néanmoins si simple, du sang noir ou
veineux en sang rouge ou sang artériel ; et peut-être serai-je
très-vite compris par les chimistes, lorsque je leur dirai
qu'il se passe constamment dans l'économie un phénomène
que nous avons vu souvent, et que nous reproduisons à
volonté dans nos laboratoires, qu'il y a dans le sang veineux
un gaz excessivement avide d'oxygène, qui l'enlève à l'air
aussitôt qu'il se trouve en contact avec lui, pour devenir
acide, rougir le sang, l'épaissir et élever sa température, et
le céder ensuite, soit au carbone, soit à l'hydrogène qu'il
rencontre dans sa course, pour former ainsi l'acide carbonique et l'eau que l'on retrouve dans le corps, dans l'halitus
pulmonaire ou dans les autres excrétions , et revenir en
emprunter à son tour à l'air pour le céder encore. J'y dirai
que la véritable cause de l'amaigrissement rapide des malades dépend du défaut d'action de l'organe, d'une moindre
quantité d'oxygène absorbée, et par suite de la sanguification
d'une moindre quantité de sang veineux et de la formation
d'une bien moins grande quantité d'eau. De là aussi la grande
sécheresse de la peau chez les phthisiques, la diminution de
vapeur aqueuse dans l'halitus pulmonaire, leurs lèvres pâ-
les et desséchées, l'épaississement des matières albumineuses
et autres substances grasses, l'obstruction des petits vaisseaux pulmonaires, et enfin la formation des tubercules.

La phthisie pulmonaire a été étudiée par des hommes
dont le mérite, certes, est incontestable, mais qui, en s'atta-
chant peut-être un peu trop particulièrement aux effets et
par suite au diagnostic, ont, j'ose le dire, trop négligé les
causes, et par suite aussi le traitement. Ce n'est point que
ces auteurs n'ayent rendu un immense service à la science,
en nous montrant, comme dans un livre ouvert, les phénomènes morbides qui se trouvent dans la poitrine. Aussi,
honneur à jamais à ceux-là que la mort a malheureusement
ravis trop jeunes au monde! Honneur encore à ces hommes
qui, héritiers de leurs talents, ont aussi hérité de leur amour
pour l'humanité, et sacrifié tant de labeurs pour la sous-
traire autant que possible, à cette plaie cruelle ! Les écrit
qu'ils lui ont légués auront sans contredit bien mérité de tous,
Mais personne n'a, que je sache, parlé de la différence qui

existe entre la phthisie des pays bas et humides, et celle des
lieux élevés, celle des montagnes, par exemple, où la température est bien plus froide, et où la colonne atmosphérique a bien moins de pression. Et cependant cette distinction
était essentielle pour l'application d'un traitement ration-
nel ; car, dans le premier cas, la maladie est produite par
défaut, et dans l'autre par excès d'action pulmonaire. Notre
corps, et principalement notre poumon, joue complètement,
par rapport à l'air, le rôle du baromètre, dont la colonne
mercurielle descendra ou montera suivant qu'il y aura plus
ou moins d'humidité, ou qu'on l'élèvera davantage au-dessus
du niveau de la mer. Les sucs, dans l'économie, arriveront
aussi avec d'autant plus de force aux organes exhalants, qu'ils
seront soumis à une moindre pression. Dans les pays bas
et humides, l'énergie de ces organes sera au contraire très-
faible, surtout chez les individus à poitrine mal conformée;
et si, à cette cause, vient se joindre une affection morale,
par exemple, qui a toujours pour effet de porter la vitalité
vers l'hypochondre , cette énergie sera diminuée au point
que le tissu pulmonaire s'atrophiera insensiblement faute
d'action. La sanguification en souffrira d'autant plus, qu'il
y aura une bien moins grande absorption d'oxygène ; de là
aussi l'amaigrissement et l'affaiblissement rapides : de là
encore une moins grande quantité d'eau poussée vers le
poumon, et par suite épaississement des matières grasses
qui séjournent dans les petits vaisseaux pulmonaires et les
obstruent d'autant plus vite, que l'organe a moins de force
pour s'en débarrasser. Il est souvent si affaibli, qu'il n'y a
même pas assez de vitalité pour enflammer les tubercules
et les amener à suppuration , et que le malade s'éteint tout-
à-coup faute d'air, le poumon complètement tuberculeux,
mais sans la moindre expectoration puriforme.

C'est là l'espèce de phthisie que l'on rencontre assez souvent en Angleterre. Aussi les médecins anglais traitent-ils
la plupart du temps, et avec raison, par les toniques, les
personnes atteintes de cette maladie. Mais ce genre de traitement serait, on peut le dire, assassin dans les pays où les
affections de poitrine ont une cause tout opposée. Là, l'excès
de vitalité, et pour les raisons indiquées plus haut, se

porte vers les organes exhalants, et surtout vers les parties
supérieures : le poumon reçoit surtout une quantité de sucs
considérable, et les digère d'autant mieux que les personnes
sont bien conformées, et que la colonne aérienne est plus
légère, et par suite l'halitus plus facile. Mais que, chez les
individus principalement à poitrine peu dilatée, l'air vif et
froid du matin ou de la nuit vienne frapper le tissu pulmonaire, il sera d'autant plus saisi et contracté que l'exhalation sera plus considérable. N'arrivera-t-il pas dès lors à cet
organe ce qui arrive à son congénère, c'est-à-dire à la peau,
lorsque, les pores fortement dilatés par la chaleur, et cou-
verte de sueur, elle est subitement frappée par le contact de
l'air froid ? Son tissu se contracte avec force, ses pores res-
serrés ne se prêtent plus à l'évaporation ; les sucs s'accu-
mulent ; de là, gonflement, tension, rougeur et douleurs rhu-
matismales. Mais ces phénomènes sont plus prononcés à
mesure que la transition du chaud au froid l'a été davantage,
et de là provient le rhumatisme dit aigu. Mais si ces parties,
ayant surtout déjà quelque prédisposition, se trouvent constamment exposées à une cause légère mais continue d'irritation, le derme se contractera insensiblement ; il perdra
un peu plus tous les jours de sa faculté exhalante ; le ressort des vaisseaux s'affaiblira à mesure ; les sucs s'accumu-
leront de même, ils comprimeront les filets nerveux ; de là
encore douleurs et irritation, plus faibles que dans le premier cas, mais bien plus prolongées ; annihilation propor-
tionnelle de l'action musculaire, comme dans le rhumatisme
profond, c'est-à-dire la goutte ; dépôts légèrement salins,
mais très-fortement albumineux ; raideur des articulations ;
enfin, diminution et atrophie du membre.

Voilà absolument, aux différences exigées par l'organisation des divers tissus près, ce qui se passe sur le poumon ;
car les affections de poitrine ne sont bien réellement pour
moi qu'un rhumatisme aigu ou chronique, selon qu'il y a
inflammation vive, et par suite fluxion considérable et
prompte, ou simplement irritation légère mais permanente ;
et par suite aussi, contraction du tissu à son sommet surtout,
qui est le plus près du passage de l'air froid qui n'a pas eu
encore le temps de se réchauffer ; engorgement insensible

d'abord, mais continu ; formation de tubercules qui irritent d'autant plus l'organe que les sucs y sont appelés par l'irritation et la force extérieure susmentionnée ; et de là, suppuration prompte, et la mort.

Les causes réelles d'une maladie étant connues, il est facile d'en déduire un traitement convenable, lorsque surtout ce traitement a pour base des réactifs chimiques, d'une action toujours certaine, soit dans le creuset du laboratoire, soit dans le corps de l'homme, lorsqu'ils peuvent être mis en contact direct avec les substances sur lesquelles ils doivent agir. En vain l'on a invoqué ce fantôme connu sous le nom d'action vitale, pour nier une vérité patente et qui le devient tous les jours davantage, à mesure que marche la science. Les poisons sont-ils donc si bien détruits par cette action prétendue, qu'on ne puisse plus les reconnaître après avoir été ingérés dans l'économie ? Lisez plutôt les ouvrages de toxicologie, et vous me direz avec messieurs Orfila et autres, si on ne les y retrouve pas jusqu'à la moindre parcelle. Ils y sont sans doute combinés avec d'autres substances, et ont formé des corps différents.

C'est aussi sur cette transformation que j'appuie mes modes de traitement ; c'est sur elle que je compte pour faire, d'une substance insoluble, un corps qui se dissoudra avec la plus grande facilité. Quelle objection pourrait-on, dès lors, me faire encore ? Viendra-t-on arguer de la difficulté de mettre mes substances en rapport ? Mais que deviendraient alors toutes les recherches physiologiques, faites par des hommes éminemment savants et consciencieux, et dont on ne saurait mettre en doute la véracité ? Les arguments de ce genre ne pourraient d'ailleurs porter que sur l'organe pulmonaire ; car, pour les voies urinaires et le système dermal, la facilité d'une application médicamenteuse de ce genre est assez évidente, même pour les personnes les plus étrangères à l'art de guérir. Qui ne sait pas, en effet, que les propriétés chimiques des liquides ingérés dans l'économie (les boissons alcalines, par exemple) sont de suite communiquées aux urines et à l'exhalation cutanée, et que c'est sur cela seulement que repose l'action de certaines eaux minérales ?

Quant à l'organe pulmonaire, il paraît autrement difficile d'y appliquer un traitement local, et cela, parce que l'on ne prend pas la peine de réfléchir que tous les gaz inspirés doivent immédiatement frapper son tissu ; que ce même tissu en est facilement pénétré et les transmet, à l'instant même, aux liquides dont il est imprégné ; que ces liquides peuvent dès lors acquérir la propriété de dissoudre les substances grasses coagulées et les entraîner avec eux dans le torrent de la circulation : je ne veux d'autre preuve de l'action exercée sur l'économie animale par l'inspiration des gaz, que celle de l'acide sulfhydrique gazeux, vulgairement appelé le plomb des vidangeurs, qui tue instantanément. Mais ce n'est point sur cette voie qu'ont porté les expériences faites par les Lavoisier, les Crawford, les Magendie, et tant d'autres savants qui se sont particulièrement occupés de cette question, mais seulement sous le rapport physiologique. Ils ont prouvé que les substances telles que l'ail, certaines gommes fétides, les médicaments connus sous les noms d'expectorants, et une infinité d'autres substances, soit qu'elles soient ingérées dans l'estomac ou injectées dans les veines, se retrouvaient ensuite dans l'halitus pulmonaire.

Il reste donc assez prouvé, je pense, qu'il est facile de porter une médication locale sur les tubercules du poumon, aussi bien que sur les calculs vésicaux ou les tophus goutteux, où l'action absorbante de la peau laisse bien vite pénétrer jusqu'à elles les réactifs dissolvants de ces concrétions sous-cutanées, et où la sécrétion rénale et les injections par le canal de l'urèthre, les ont aussi bien vite mis en contact avec les calculs vésicaux.

Reste donc le mode d'application, qui, comme je l'ai déjà dit, doit être subordonné aux exigences du siège, et qui, avec la modification et le choix des médicaments, est tout-à-fait du ressort du médecin chimiste. C'est par trop nier une vérité qui ne peut être aujourd'hui méconnue que par la plus crasse ignorance ou le plus blâmable entêtement : c'est que tout est physique et chimie dans la nature ; que les circonstances seules dans lesquelles elle se trouve placée, changent les modes de combinaison ; que la prétendue action vitale n'est autre que cette force électrique lancée, dirait-on, dans

les mondes, comme la volonté divine, pour présider à la
formation de toutes choses. Le minéral, les végétaux et le
règne animal, tout est mu par cette force toute-puissante.
Chacun de ces règnes a donc aussi son action vitale. C'est
ce que nous appellerons l'affinité chimique, modifiée sans
doute par l'organisation de chaque être. Qu'on lui donne
le nom que l'on voudra chez l'homme, il n'en restera pas
moins démontré que, bien loin de s'opposer à toute combinaison, c'est elle qui la sollicite ou plutôt qui la force, et
que tout ce qui est matière chez lui n'est, comme dans le
minéral ou dans la plante, composé que d'acides et de bases,
ou enfin de sels formés par la réunion d'autres corps simples combinés.

Et qu'a cru faire jusqu'ici la médecine en ordonnant des
médicaments qui ne sont autres, en effet, que des réactifs
chimiques? N'a-t-elle pas imité le bonhomme Jourdain qui
depuis longtemps faisait de la prose sans le savoir? Un jour
viendra, et bientôt je l'espère, où comme lui elle en fera l'a-
veu. Il viendra, lorsque tout le corps médical, suivant l'impulsion donnée par le savant Orfila, joindra aux connaissances médicales des notions de physique et de chimie
approfondies; et dès lors l'on ne verra plus cette nuée d'a-
veugles traînards, croupissant péniblement dans l'ornière
commune, et se traînant, obstinée, à la remorque, parce que
le *maître a dit* : mais vienne le jour où, aux connaissances
jusqu'ici exigées, chaque docteur sera forcé de joindre une
étude sérieuse des sciences précitées, et l'on verra cesser
cette confusion d'idées, cette diversité d'opinions enfantant
tous les jours, et au gré de chacun, ces malheureux systè-
mes si souvent assassins de la pauvre humanité entre les
mains d'ignares imitateurs. L'on verra toutes les opinions
se ranger dès lors sous la même bannière, et faire de la
science médicale, au lieu d'une science purement de hasard
et de caprice, et que l'on a bien voulu appeler d'inspiration,
une science toute positive, toute d'unité, comme la chimie
de nos jours. Hé ! qu'a-t-il fallu pour amener cette même
chimie, il y a si peu de temps encore enveloppée de tant
d'obscurité, à toute la précision et à tout l'éclat dont elle
jouit? Quelques hommes de génie: un Priestley, un Shéell,

un Lavoisier ; quelques découvertes, comme celle de l'oxygène et celle de la composition de l'eau et de l'air atmosphérique. Et c'est partant de ces simples données, que des hommes à jamais célèbres ont créé, on peut le dire, cette sublime science pour laquelle la nature n'aura bientôt plus de secrets. Pourquoi ses investigations ne s'étendraient-elles pas jusqu'à l'économie animale ? Tout y est, je le répète, acides et bases, ou bien des corps jouant entre eux le même rôle. Une certaine quantité d'eau y est nécessaire, soit pour tenir les sels en dissolution, soit pour étendre les acides ; car c'est infailliblement de ce besoin d'extension aqueuse que vient la soif, cette sensation si impérieuse et si terrible pour l'estomac et l'œsophage, quand elle est portée à certain degré ; soit enfin pour servir, par sa décomposition partielle, à la formation de ces mêmes sels. Tant qu'existera l'équilibre entre ces principes, la santé sera parfaite : mais que, par une cause quelconque, il vienne à être rompu, et toute l'économie sera d'autant plus en souffrance, qu'il y aura plus de prédominance de la part de l'un d'eux.

Nos organes ont chacun leur fonction. Comme autant de pôles voltaïques, ils sont positifs ou négatifs, et attirent par suite à eux les acides ou les bases ; de là leur dénomination de sécréteurs alcalins, comme le foie, ou de sécréteurs acides, comme les organes urinaire et cutané. Que l'un de ces organes vienne à faiblir, il laissera dans le sang la part d'acide ou de base qu'il n'aura point appelée à lui, et dès lors plus de balance. Voyez plutôt ce qui se passe dans l'ictère, où la sécrétion du foie est plus ou moins affaiblie. La bile, espèce de composé savonneux formé d'alcalis, de la partie colorante des aliments et de matières grasses sans lesquelles le tissu de l'organe serait complètement détruit, et qui s'opposent ici à l'action corrosive des alcalis comme l'eau à celle des acides, la bile, dis-je, reste en grande partie dans le sang qui la porte dans tout le reste de l'économie, principalement vers les organes excréteurs, rend les urines bourbeuses, et colore la peau. De ce défaut de balance doit nécessairement résulter un état maladif qui reste assez patent à tous les yeux.

Il me serait facile d'expliquer, au moyen de cette théorie qui deviendra, je l'espère, tout-à-fait un axiôme, toutes les maladies qui infirment la pauvre espèce humaine ; mais, comme je l'ai déjà dit, le cadre que je me suis tracé ne saurait comporter un tel développement, et si je donne ici quelque aperçu hors des limites que je m'étais imposées au début, ce n'est que pour me prémunir contre cette espèce si nombreuse d'animaux parasites que l'on nomme plagiaires, et bien asseoir mon droit de priorité.

Je suis, toutefois, loin de prétendre à l'honneur d'avoir inventé toute une théorie dont le principe n'a jamais échappé, à cette époque même où la chimie n'était encore qu'un fœtus, à l'œil du médecin chimiste. Sa voix s'est bien vite élevée : mais, bien qu'accompagnée le plus souvent d'un nom célèbre, et forte de la vérité, elle a dû succomber, non toutefois sans combat ni honneur, sous le nombre de celles qui, armées des œuvres, il est vrai sublimes, d'Hippocrate, sont venues lui imposer silence au nom du maître.

Il avait sans doute raison le maître, dans tout ce qu'il avait observé ; mais malheureusement il n'avait pu voir que les effets. Pourquoi les connaissances physiologiques et chimiques n'étaient-elles pas de son temps ce qu'elles sont aujourd'hui ? Rien n'eût échappé à son œil divin ; et, plongeant avec tout son génie dans les causes sans la connaissance desquelles il ne peut y avoir rien de positif, il nous eût tracé une marche infaillible et qui n'aurait souffert de modifications que celles exigées par les divers climats. Mais comment la physiologie eût-elle pu faire quelque progrès, à cette époque où la dissection d'un cadavre était regardée comme une profanation ? Encore de nos jours, où les moyens d'investigation ne laissent cependant rien à désirer, ne la voyons-nous pas avouer hautement son incapacité pour tout ce qui touche à cette fonction si essentielle et que l'on peut appeler avec raison la source de l'existence humaine, je veux parler de la circulation cérébrale ?

Ceux qui n'ont vu l'organe cérébral que sous le rapport anatomique, et qui ont employé toute leur existence à la recherche, très-méritoire d'ailleurs, de quelques filets ner-

veux, les nerfs de la caisse tympanique par exemple, riront
peut-être du mot circulation, comme on le fit en face du
célèbre Harvey venant expliquer les fonctions du cœur, c'est-
à-dire la circulation sanguine. Mais à ceux-là je répondrai,
comme il le fit plus tard, par des faits, et me fais fort de leur
prouver qu'il y a dans cet organe bien autre chose que la
pulpe cérébrale ; qu'il y a, comme dans le cœur, un mouve-
meut de pompe aspirante et foulante ; que ce mouvement
lui est imprimé par l'impulsion de la colonne sanguine qui
fait subir aux ventricules un mouvement de compression et
de dilatation, et par suite le rejet ou l'appel du fluide encé-
phalo-vital; car c'est ainsi que je l'appellerai pour le distin-
guer du fluide sanguin. Quelle est la nature de ce fluide
inconnu jusqu'à ce jour? Ce sera mon secret, à moins que
l'on ne me comprenne quand je dirai que sa formation est
étroitement liée avec le phénomène de la sanguification,
dont j'ai parlé plus loin, et la composition de la pulpe cérébrale, jusqu'au moment où, traitant longuement cette question et avec toute l'importance que mérite un tel sujet,
je viendrai révéler à la science des faits aussi surprenants
qu'inattendus. Mieux que tout autre, le chirurgien Bérard
sera convaincu de la vérité de ce que j'avance, lorsqu'il se
rappellera l'impression produite par le poids de la colonne
atmosphérique, sur ce blessé auquel il fut obligé d'enlever
à la tête une partie de la boîte osseuse : le malade tomba
aussitôt sans vie, et il serait infailliblement mort, si l'opé-
rateur, avec autant de présence d'esprit qu'il a de talent,
n'eût, à l'instant même, hermétiquement fermé l'ouverture
avec la main. Le malade revint bientôt à lui.

Les connaissances physiologiques et chimiques n'exis-
taient donc malheureusement pas, comme je l'ai déjà dit,
du temps de l'auguste vieillard de Cos; aussi, tout en con-
sultant ses écrits avec toute la religion due aux oracles,
nous sera-t-il permis de suppléer au défaut commandé par
l'époque. Nous verrons sans lui quels sont les meilleurs
dissolvants de l'albumine et de toutes les substances grasses
coagulées, pour ce qui a rapport à la dissolution des tubercules pulmonaires ; quelles sont les substances les plus
propres à cicatriser les cavernes ou cavités produites par

la suppuration ou l'absorption de ces mêmes tubercules
dissous ; nous appliquerons les réactifs convenables pour
rendre aussi solubles les sels des nodus goutteux et des
calculs urinaires, concrétions, surtout ces dernières, regar-
dées comme inattaquables autrement que par le fer. Quand
je dis inattaquables, l'on pourrait me taxer d'ignorance ou
de mauvaise foi. Personne n'ignore, en effet, que l'on a employé, avec plus ou moins de succès, certains médicaments
connus sous le nom de lithontriptiques, comme celui de
mademoiselle Stephens, celui surtout du docteur Navié,
malheureusement perdu, et réduisant, comme mes réactifs,
les pierres vésicales à l'état de flocons nuageux flottant
dans les urines et sortant facilement avec elles. S'il n'était
ces mêmes parties floconneuses qui ne sont autres que de
l'albumine et autres substances grasses coagulées par les
acides contenus dans l'urine, et qui, enveloppant étroitement
les sels, empêchent les réactifs d'agir instantanément sur
eux, leur dissolution serait prompte et facile. Mais qu'im-
portent quelques jours de traitement de plus ou de moins,
lorsqu'il s'agit d'éviter des opérations dont la moins dange-
reuse, je veux parler de la lithotritie, ne laisse pas que de
mettre assez souvent les jours des malades en danger. C'est
un fait si plein de vérité, que les accidents de ce genre, au
début de cette découverte surtout si fréquents, ont laissé
un moment la balance incertaine entre les lithotomistes
et les lithotriteurs. Ceux - ci l'ont enfin emporté, parce
que l'expérience leur a fait connaître les circonstances (et
elles sont malheureusement assez communes) où ils ne
pouvaient opérer sans le plus grand danger. Aussi se sont-
ils abstenus dans ce cas, et ont-ils renvoyé les malades à
leurs antagonistes.

Il était vraiment déplorable de voir la pauvre humanité
jetée, on peut le dire, de Carybde à Scylla, et forcée de chan-
ter victoire, parce qu'à l'opération meurtrière de la taille,
on venait en substituer une autre qui, pour ne pas être
sanglante, ne laissait pas que d'être fort douloureuse et
assez souvent suivie de graves accidents, si ce n'est même de
la mort. Et cela, parce que, loin de suivre l'exemple du Gou-
vernement anglais, qui payait généreusement à mademoi-

selle Stephens la clef d'une découverte qui ne réalisa en rien ce qu'elle avait annoncé, celui de France refusa, pour la publication d'un mode de traitement d'un efficacité reconnue, une légère indemnité au docteur Navié, qui, bientôt après, emporta avec lui son secret dans la tombe. Hé ! pourquoi lui, pauvre hère, eût-il fait preuve de plus de philanthropie que les sommités de l'échelle sociale? Pourquoi eût-il livré l'œuvre de son génie et de ses veilles à la rapacité de quelques hommes qui , à l'ombre d'une réputation le plus souvent usurpée, ne savent, sans autre labeur, que moissonner dans le champ du faible? Aussi les voit-on toujours crier, ceux-là, contre les innovations que l'on ne met pas assez à leur portée pour qu'ils puissent se les approprier. Je suis loin, que l'on ne s'y méprenne pas, de vouloir attaquer ici ces hommes vraiment méritants, autant connus par leur profond savoir que par leur dévouement sans bornes; ces hommes, la plupart au moins, que leurs travaux ont placés à la tête de nos hôpitaux et de nos écoles. Ils ne sauraient, d'ailleurs, s'y méprendre eux-mêmes, car la vérité ne blesse que ceux qu'elle peut atteindre.

Quant aux nodus goutteux, il est sans contredit plus facile d'y apporter une médication rationnelle, rien ne s'opposant, et dans aucune circonstance, à son application. Il est au contraire des cas, heureusement assez rares, où, chez les calculeux, la vessie atrophiée, presque désorganisée, et complétement collée sur la pierre, ne permet pas plus le séjour de l'urine rendue médicamenteuse, que les injections dissolvantes dans l'organe. Mais ici, rien ne s'oppose à la médication, et au dedans et au dehors l'on peut agir en toute liberté; et c'est aussi par les deux voies que je prétends le faire. L'on ne concevrait pas autrement comment un homme, avec quelque instruction et surtout avec une étude quelque peu sérieuse de cette maladie, pourrait prétendre à la détruire. Il devrait dès lors être assimilé à ces vendeurs d'orviétan qui, ne voyant ici que rougeur, gonflement et douleur, croient avoir tout fait quand ils ont appliqué dessus un emplâtre astringent et fortement opiacé. Heureux le malade lorsque, pour prix de son aveugle crédulité , il ne tombe pas bientôt suffoqué par la goutte et pour ne plus se relever jamais !

Dans mon traitement, au contraire, j'ai besoin de tout l'afflux des liquides intérieurs vers la partie affectée, pour obtenir une prompte et facile dissolution. Quel est en effet le malade qui n'a pas observé, pendant le paroxysme de la maladie, le ramollissement de ces concrétions calcaires?

Mon but, comme on peut le voir, n'est donc pas tant de calmer les douleurs du moment comme de les prévenir à tout jamais, comme de rendre à la partie infirme toute sa force, toute sa souplesse, toute sa facilité dans le jeu des articulations encroûtées. Et c'est là l'écueil contre lequel est venu échouer, non pas l'aveugle charlatanisme, car je ne dois plus m'arrêter un instant à lui, mais tout ce que la médecine a possédé d'hommes habiles et des plus expérimentés. Que l'on n'aille pas, toutefois, se persuader que ma manière de traiter le malade le laisse une heure de plus en souffrance. Mes réactifs ayant pour effet de dissoudre les sels et les substances grasses fortement épaissies, la circulation devient facile, et la partie affectée, bien que recevant une grande quantité de sucs, ne se trouve jamais engorgée. Les applications extérieures, loin d'être astringentes et de compromettre les jours du malade par le rejet subit des liquides vers des organes essentiels à la vie, tout en abandonnant et en emprisonnant en quelque sorte les corps gras et les sels précipités dans les vaisseaux et les tissus articulaires contractés, les applications extérieures , dis-je, sont essentiellement toniques. Elles ont pour but, en même temps qu'elles appellent l'action dissolvante des sucs intérieurs, d'y joindre la leur qui est toute-puissante, et de rendre aux vaisseaux lymphatiques toute leur énergie et toute leur force d'absorption.

Il me resterait quelque chose à dire encore sur les dermatoses, ou plutôt sur le genre de médication qui leur convient le mieux. Mais les quelques détails que j'ai donnés sur les autres affections autrement graves, soit par les douleurs du moment, soit par les effets à venir, et pour lesquels, bien qu'aussi succinct qu'il m'a été possible, je suis

cependant sorti des limites que je m'étais imposées, me for-
cent à les passer sous silence; je me bornerai seulement à
dire que le traitement, envisagé sous mon point de vue,
est on ne peut plus facile et toujours suivi, pour celles du
moins qui ne sont pas classées parmi les affections tuberculeuses rongeantes, comme le lupus, d'une guérison certaine
et radicale ; que la teigne la plus invétérée se trouve enlevée
comme par enchantement ; et que, pour ce qui touche à ces
affections légères et cependant si tenaces contre les médica-
tions ordinaires, comme certaines lèpres, certains psoriases,
lichens et surtout quelques eczémas dits dartres humides, et
qui présentent un aspect si repoussant, ne sauraient offrir
la plus légère résistance, et disparaissent à tout jamais.

Que déduire du petit exposé que je viens de faire, où
toutes choses se trouvent, on peut le dire, pêle-mêle, mais où
chacun pourra cependant trouver, avec un peu d'attention,
quelques détails tout-à-fait nouveaux sur la maladie qui
l'intéresse ou dont il pourrait être atteint ? C'est que la
matière était si étendue, que je n'aurais pu suivre un plan
régulier sans dépasser les bornes que je m'étais imposées ;
sans paraître d'ailleurs viser à la prétention ridicule d'auteur, alors que je jetais à peine quelques lignes sur un bout
de papier, et seulement comme pour servir d'introduction
à ce que je me propose de faire paraître plus tard. Qu'eût-on
pu dire d'ailleurs d'un écrit qui se serait présenté avec toute
la régularité et la morgue scholastique, et marchant à cloche-
pied? car l'on y chercherait en vain le mode de traitement que
l'on aurait alors bien le droit d'en attendre. Force m'a donc
été de cacher ses défauts sous l'habit d'arlequin, et d'amu-
ser la critique; heureux si j'ai pu en même temps l'intéres-
ser, et réunir dans ce petit rien, formé de toutes pièces, l'a-
gréable à l'utile. Pour moi, je croirai avoir momentanément
fait assez, si j'ai pu faire passer dans l'esprit du lecteur
quelque peu de cette conviction, que notre corps n'est absolument qu'un composé d'appareils chimiques, fonctionnant
à l'aide de l'électricité ; que chacun de nos organes en a
une qui lui est propre , et attire par conséquent à lui les
acides ou les bases selon qu'elle est positive ou négative ;

que du moment ou la force attractive de l'un d'eux vient à
faiblir ou au contraire à être surexcitée, il y a maladie par
défaut de balance, et que cette maladie est d'autant plus
grave, que l'excédant des principes constituants de l'orga-
nisme se porte avec plus de violence sur un organe plus
essentiel à la vie. Il ne sera pas difficile dès lors de com-
prendre comment un acide coagulant de l'albumine, peut
produire, lorsqu'il est en suffisante quantité, et surtout peu
étendu d'eau, ces précipités connus sous les noms de rhumatisme ou de goutte, suivant qu'ils sont plus superficiels
ou plus profonds; comment des sels, tenus en dissolution
lorsque ces mêmes acides sont dans certain état, peuvent se
précipiter lorsque cet état change, et produire ces dépôts
pierreux, nommés nodus lorsqu'ils se portent sur les articulations, ou bien calculs vésicaux lorsqu'ils se précipitent
vers l'organe urinaire. Je crois en avoir dit assez sur les
tubercules pulmonaires et les dermatoses, pour ne pas y
revenir ici. Car, à peine si j'ose ajouter que ce qui est produit chimiquement peut se détruire de même, pourvu que les
substances puissent êtres mises en contact (et je pense en
avoir prouvé jusqu'à l'évidence la possibilité) , tant je
crains d'ennuyer le lecteur, qui voudra bien, je l'espère, me
pardonner quelques répétitions, et se rappeler surtout
que, *indulgere deorum*